INSTRUCTION

SUR LES SOINS A DONNER

dans les diverses

AFFECTIONS ACCIDENTELLES

Avant l'arrivée du Médecin,

PAR

A. DESCHAMPS,

Pharmacien, membre de plusieurs Sociétés savantes.

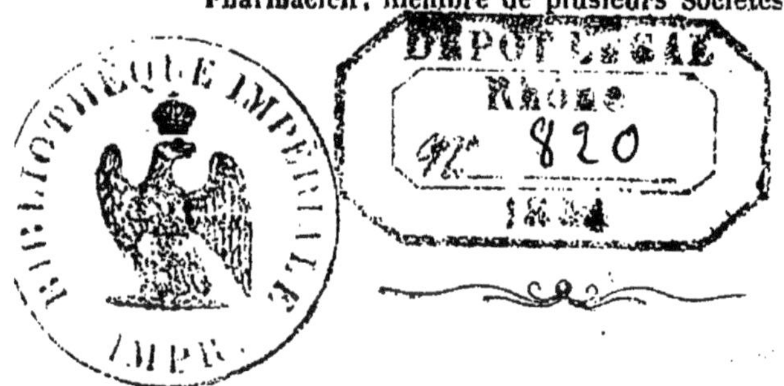

LYON,

IMPRIMERIE DE BARRET,

Rues Pizay, 11, et Lafont, 8.

1854.

AVANT-PROPOS.

Beaucoup d'indispositions accidentelles qui, traitées promptement n'auraient aucune suite, s'aggravent parfois jusqu'à menacer l'existence, faute de soins immédiats. On n'est pas toujours dans les conditions favorables pour qu'un médecin puisse arriver assez à temps pour satisfaire aux premières indications curatives dont l'urgence ne consent à aucun retard, sans faire courir de graves dangers. Il est donc de la plus grande importance de ne pas hésiter lorsqu'il s'agit de prêter secours à une personne victime d'un accident quelconque.

C'est dans le but de mettre les non-médecins à même d'appliquer ces premiers moyens curatifs, que nous nous sommes proposé de résumer en quelques chapitres les notions indispensables pour distinguer les affections subites les unes des autres, afin de pouvoir choisir les remèdes convenables et les administrer utilement.

Ce petit Traité s'adresse à tout le monde, puisque tout le monde peut être appelé à donner ces premiers secours en attendant l'arrivée d'un médecin. Pour être mieux compris, nous avons dû sacrifier le langage médical et nous servir d'expressions simples à la portée de toutes les intelligences, ce qui en ôtant à notre travail tout vernis scientifique ne préjuge en rien son mérite intrinsèque.

Nous avons jugé indispensable d'accompagner chaque Boîte de Secours et chaque Pharmacie portative d'un exemplaire de la présente instruction, pour servir de guide dans chaque cas déterminé. Ces boîtes et ces pharmacies, quoiques réduites à ne contenir que les choses strictement nécessaires, renferment cependant autant de ressources médicales qu'il faut pour éviter les conséquences d'un premier accident, et tout ce dont le chirurgien et le médecin peuvent avoir besoin par la suite du traitement.

Conformément à l'intérêt des personnes auxquelles nous nous proposons d'être utile, nous leur offrons, par notre Traité, la manière de connaître les affections plus ou moins graves qui peuvent survenir subitement, et par nos Pharmacies les remèdes pour les traiter. Nous espérons, de cette manière, remplir le but philanthropique de contribuer pour notre part à diminuer les souffrances et les dangers de nos semblables.

INSTRUCTION

SUR LES SOINS A DONNER

DANS LES

DIVERSES AFFECTIONS ACCIDENTELLES

AVANT L'ARRIVÉE DU MÉDECIN.

CHAPITRE PREMIER.

Apoplexie, ou Coup de Sang.

Dans les cas d'apoplexie, il faut placer le malade dans un lieu bien aéré, sur un plan incliné, la tête un peu élevée. Il faut faire des lotions d'eau froide acidulée de vinaigre, sur la partie supérieure de la tête, et dégager la personne de toute sorte de compression exercée par les vêtements.

Il faut appliquer immédiatement deux ventouses, une à chaque bras, en attendant que le médecin arrive et fasse une saignée dans le cas qu'il le juge convenable. L'application de la moutarde aux cuisses et aux mollets est indispensable, ainsi que les frictions pratiquées à l'aide de morceaux de flanelle chaude sur les extrémités inférieures.

Asphyxiés

PAR LES VAPEURS DU CHARBON , DES FOURS A CHAUX , DES CUVES DE LIQUIDES EN FERMENTATION , PAR LES GAZ DES MINES DE CHARBON , PAR LE DÉFAUT D'AIR RESPIRABLE ET PAR L'EXCÈS DE CHALEUR.

Dans toutes ces asphyxies, on exposera le malade au grand air , on dégagera sa poitrine et les autres parties du corps comprimées par les vêtements ; on le placera ensuite sur un lit ou sur tout autre plan incliné, la tête et la poitrine un peu élevées. On lui aspergera le visage d'eau froide acidulée avec du vinaigre ; on frictionnera le corps , surtout l'épigastre et le bas-ventre à l'aide de la brosse à friction imbibée d'alcool ou d'une liqueur alcoolique forte ; on lui fera respirer de l'ammoniaque ou du vinaigre radical , et on lui frottera vivement les tempes avec l'une ou l'autre de ces deux substances ; on irritera la plante des pieds et la paume des mains avec une brosse de crin ; en soulevant un peu la tête du malade on lui fera avaler, si faire se peut, quelques cuillerées d'eau acidulée de vinaigre. Enfin on insufflera de l'air dans les poumons. Mais cette opération si efficace en elle-même peut devenir funeste si elle est pratiquée sans précaution. Nous donnerons plus loin les instructions nécessaires. Le malade revenu à lui-même sera placé dans un lit chaud, et dans un appartement vaste et aéré dont les fenêtres seront ouvertes.

Malgré que les essais pour rappeler un asphyxié à la vie aient été sans résultat, il ne conviendra pas de l'abandonner comme s'il ne restait plus aucune ressource. Nous dirons plus loin ce qu'il est convenable de faire dans ces circonstances.

Asphyxie

PAR LE GAZ DES FOSSES D'AISANCE., DES PUISARDS

ET DES ÉGOUTS.

Pour combattre cette asphyxie on aura recours au grand air, et on placera le malade dans les mêmes conditions qu'il est dit précédemment.

On fera des aspersions au visage avec de l'eau froide acidulée de vinaigre. On lui fera respirer du chlore et avaler une ou deux cuillerées d'huile d'olive, puis on placera une ventouse à chaque bras afin de suppléer à la saignée. On frictionnera tout le corps. Enfin, si le malade reste sans connaissance et sans mouvement, on lui placera des sinapismes sous la plante des pieds.

Asphyxie

PAR LE FROID.

Après avoir enveloppé le malade dans une couverture de laine on le transportera dans un endroit à température douce; on aura soin de le réchauffer, mais lentement et par degrés. Pour cela, on le déshabille et on le plonge dans un bain d'eau très-froide dont on élève peu à peu et par degré la température, en y versant d'abord de l'eau tiède, et successivement de l'eau chaude jusqu'à ce que le bain soit tiède.

On fait des aspersions d'eau au visage , on insuffle de l'air dans les poumons , et l'on fait respirer au malade des odeurs fortes.

Une fois que le corps commencera à se réchauffer, on placera le malade dans un lit bien sec (mais non chauffé). On frictionnera le corps depuis le ventre jusqu'aux extrémités , et on lui donnera des boissons acidulées.

Asphyxie

PAR SUBMERSION.

C'est dans cette circonstance qu'il faut se hâter de prodiguer des secours, quelles que soient les chances de succès.

En général , on doit donner des secours à tout individu retiré de l'eau chez lequel on n'aperçoit pas encore un commencement de putréfaction.

Chez les noyés retirés de l'eau, peu de temps après la submersion , la vie n'est pas toujours éteinte, elle n'est souvent que suspendue. L'expérience a démontré que plusieurs jours de séjour dans l'eau ne suffisaient pas toujours pour donner la mort. Il faut tout attendre de la persévérance, et souvent l'on a vu des noyés rappelés à la vie après sept ou huit heures de tentatives qui paraissaient devoir être sans succès.

Voici quels sont les premiers soins à donner : Le submergé retiré de l'eau, si le lieu, la température, ou d'autres circonstances s'opposent à ce que l'on puisse administrer les secours sur le rivage, devra être transporté dans l'endroit le plus rapproché , ayant

soin de le faire sans secousses et avec bien des pré-
cautions ; ensuite le placer horizontalement sur le côté
droit avec tous les ménagements possibles pour ne
pas trop l'agiter.

Après avoir essuyé le corps à l'aide de linges secs ,
on l'enveloppera d'une couverture de laine ; on cou-
vrira la tête du noyé d'un bonnet de laine , ou à son
défaut d'un bonnet de coton ; on placera le corps sur
un lit ou tout autre plan incliné, garni d'un matelas ,
toujours tourné sur le côté droit ; on fera pencher
légèrement la tête en la soutenant par le front ; on
entr'ouvrira les lèvres , on écartera doucement les
mâchoires , et on facilitera ainsi la sortie de l'eau.
Cette inclinaison de la tête ne doit durer qu'une ou
deux minutes ; dans aucun cas le noyé ne sera mis la
tête plus basse que les pieds , et on se gardera surtout
de le suspendre par les pieds.

On procédera ensuite de la manière suivante :

Une personne se chargera de faire des frictions sur
tout le corps , principalement sur le creux de l'estomac , sur les flancs , le ventre et les reins.

Pour accomplir cette opération , l'on se servira d'une
brosse à frictions en laine douce , ou d'un morceau
d'étoffe en laine.

Une deuxième personne se chargera exclusivement
de lui entretenir des linges chauffés sur le creux de
l'estomac , sur les flancs, le ventre , sous les aisselles,
sur la région du cœur.

Chacun des morceaux de linge plié en quatre sera
chauffé et placé sur les parties indiquées. Ces linges
chauds seront successivement remplacés par d'autres ,
pour être chauffés de nouveau, et ainsi de suite.

Si ces moyens sont insuffisants, on pourra faire brûler doucement sur le creux de l'estomac, sur le gras des cuisses et sur les bras, de petits morceaux d'amadou, ou de linge, ou simplement de papier.

On mettra sous le nez du submergé le bouchon du flacon d'ammoniaque.

L'on pourra également frotter les tempes et les poignets du malade avec un petit tampon de coton imbibé d'acide acétique.

Quand le submergé aura recouvré la faculté d'avaler, on lui donnera une cuillerée d'eau-de-vie camphrée ; si les mâchoires trop serrées s'opposent à l'introduction d'un corps étranger dans la bouche, il faut employer pour les ouvrir un petit levier en bois, en agissant toutefois avec précaution. Les mâchoires étant desserrées, on aura soin d'abaisser la langue avec le doigt indicateur ; on maintiendra les mâchoires écartées en plaçant entre les dents un morceau de liége.

Si l'action des remèdes déterminait des soulèvements d'estomac sans vomissements réels, on ferait avaler au malade un ou deux grains d'émétique dissous dans deux verres d'eau chaude.

Si le corps du submergé a conservé de sa chaleur et que le visage soit rouge violet, l'on pourra appliquer les ventouses sur les deux bras, ce qu'il serait inutile de pratiquer si le corps est déjà froid et les membres commencent à se roidir.

Pendant tout le temps qu'on frictionne et qu'on applique des linges chauds, ce qu'on ne discontinuera pas pour cela, une troisième personne pourra, si elle a sous sa main et à sa disposition la seringue à air contenue dans la boîte de secours, se mettre en devoir de rétablir le jeu de la respiration en introduisant de l'air dans les poumons ; mais, avant tout, il faut avoir déjà extrait des bronches l'eau et les mucosités qui les obstruent.

Relativement à la manière de procéder pour introduire l'air dans les poumons, voyez le chapitre II.

Asphyxie

PAR STRANGULATION.

Pour ce genre d'asphyxie on se comportera de la même manière qu'il est indiqué pour l'asphyxie par submersion ; seulement il est inutile de réchauffer le corps, à moins qu'il ne soit déjà froid. Après avoir coupé le lien qui suspendait le pendu, on appliquera des ventouses aux bras et aux cuisses pour détruire l'engorgement des vaisseaux du cerveau déterminé par la pression des gros vaisseaux sanguins.

CHAPITRE II.

Insufflation de l'air dans les poumons.

Pour insuffler de l'air dans les poumons, on se sert de la seringue à air que l'on enduit préalablement à l'intérieur avec du suif ou du savon.

Cette opération faite, après avoir remonté la seringue et y avoir ajusté son tuyau élastique, on pousse le piston jusqu'à l'ajustage, puis le retirant à soi, on remplit la seringue d'air atmosphérique.

Ensuite on introduit dans une des narines le tuyau élastique, on ferme l'autre narine, ainsi que la bouche, et on pousse doucement le piston et par intervalles jusqu'à ce qu'il soit arrivé au bout de sa course.

Il faut cesser de temps à autre la compression sur la narine pour laisser échapper l'air et voir si la respiration se rétablit. Il est nécessaire de pousser le piston petit à petit afin d'éviter d'introduire trop d'air à la fois, ce qui exposerait à de graves inconvénients.

Il convient aussi de comprimer légèrement de bas en haut la poitrine et le bas-ventre, afin de favoriser l'expulsion de l'air.

CHAPITRE III.

Signes de la mort réelle.

Le seul signe certain de la mort est un commencement de putréfaction. Toutefois, il est bon d'en indiquer un certain nombre qui, par leur réunion, peuvent équivaloir à la certitude. Ces signes sont : l'absence de la circulation et de la respiration, la roideur du corps, la mollesse et l'affaissement, la flaccidité et l'obscurcissement des yeux, l'aspect cadavéreux de la face, le front ridé et aride, yeux caves, nez pointu, tempes affaissées, oreilles redressées, lèvres pendantes, pommettes des joues saillantes, menton ridé et racorni, couleur de la peau plombée ou violette, etc.

D'autre part, le froid glacial de toutes les parties du corps, et l'insensibilité aux incisions et aux brûlures. Malgré que la circulation ne peut être aperçue, ce n'est point là un signe certain, car il est prouvé qu'on peut vivre plusieurs heures, sans qu'il soit possible de sentir le plus léger mouvement. Il en est de même de la respiration, qui, bien qu'elle ne puisse être constatée, soit par l'agitation de la flamme d'une bougie, soit par l'obscurcissement d'un miroir placé devant la bouche ou les narines, peut néanmoins se rétablir au bout d'un certain temps.

Il en est de même de la roideur du corps. Elle peut être due à la congélation, aux convulsions, à l'asphyxie, à la léthargie, à la catalepsie. La mollesse, l'affaissement, la flaccidité et l'obscurcissement des yeux, sont des signes qui ne s'observent pas toujours après la mort, et que l'on ne peut considérer comme probants. S'ils sont isolés ils sont tous incertains.

L'aspect cadavéreux de la face n'est d'aucune valeur, car il peut devancer la mort de trente-six heures et même de quarante heures ; autant on en peut dire du froid et de l'insensibilité.

Toutefois, de la réunion de tous ces signes, on peut présumer que la mort est réelle. Mais, je le répète, la putréfaction est le seul signe certain de la mort. On ne doit donc pas abandonner le malade sans que le médecin ait prononcé, et même, en toute supposition, il sera prudent de conserver temporairement le corps jusqu'à l'apparition bien constatée des taches de putréfaction. Pour obtenir un tel résultat, afin de ne pas s'exposer à enterrer un homme vivant, et en même temps sans causer aucun désagrément et aucun danger aux familles, il conviendra d'entourer le cadavre des substances désinfectantes et conservatrices.

**

Parmi celles-ci, mérite d'être préférée la *nouvelle mixture pulvérulente conservatrice de M. Falcony*, qui désinfecte complétement, tout en ménageant l'éventualité de la reprise de la vie. Il est toujours nécessaire de ne pas inhumer le corps d'une personne morte accidentellement avant soixante-douze heures. En agissant avec précipitation, on s'expose à toutes les désastreuses conséquences d'une résurrection dans le tombeau.

CHAPITRE IV.

Blessures en général.

Les blessures peuvent se diviser en blessures légères et en blessures graves. Les blessures légères sont celles des mains ou des pieds écrasés et meurtris sans effusion de sang ; les chutes, les coupures, les égratignures et les déchirures n'intéressant que le tissu de la peau.

Pour les mains ou les pieds écrasés et meurtris par les ecchymoses, les contusions et les chutes, il suffit, après quelques lotions d'eau froide, d'appliquer sur la partie malade une compresse d'eau sédative.

Si l'accident détermine chez le malade quelque émotion, on lui fera boire un verre d'eau additionnée d'eau de fleur d'oranger, et de quatre à cinq gouttes d'éther sulfurique.

Pour les coupures, égratignures et déchirures peu profondes, il suffit, après avoir parfaitement lavé la blessure, d'opérer le rapprochement des chairs, de réunir les bords de la plaie, et de la soustraire au contact de l'air en la recouvrant de sparadrap ou de taffetas gommé.

Dans les cas de blessures graves à la suite d'un coup de feu ou d'une arme tranchante ou contondante, qui intéressent plus ou moins profondément la chair ou les organes : en attendant l'arrivée du médecin, on placera le malade dans un lieu spacieux, bien aéré, et on éloignera de lui toutes les personnes inutiles. On évitera avec soin tout mouvement brusque, toute secousse violente, et on placera tous les membres du malade dans une position naturelle. On desserrera tous les liens qui entoureraient son corps, et on le déshabillera en agissant avec la plus grande précaution pour ne pas lui imprimer un mouvement trop brusque. On retirera du nez et de la bouche du malade toutes les mucosités ou les corps étrangers susceptibles de gêner la respiration. On lui fera boire un verre d'eau sucrée additionnée d'une cuillerée d'eau de fleur d'oranger, et de quatre à cinq gouttes d'éther sulfurique.

On arrêtera tout écoulement de sang trop considérable, en se conformant à ce qui est indiqué au chapitre suivant ; mais, au contraire, il faudra le respecter s'il est léger.

On lavera parfaitement la plaie avec de l'eau froide, en se servant d'une petite éponge très-fine. On essuiera doucement les blessures, et on sortira tous les corps étrangers qui pourraient déterminer une inflammation.

Si la blessure a été faite par une balle, on se contentera de l'extraire, s'il est possible ; mais, dans tous

les cas, il vaut mieux ne faire aucune extraction de
corps étrangers que de fouiller les chairs inutilement,
car non-seulement l'inhabileté des recherches déter-
minerait de l'irritation, mais encore pourrait déterminer une hémorragie trop abondante.

S'il y a déchirures ou coupures par suite de coups
portés avec un instrument tranchant quelconque, on
réunira les bords de la plaie sans chercher à la sonder;
on maintiendra leur rapprochement par des compresses d'eau froide, et l'on aura soin de faire tenir le
malade dans la position la plus convenable pour
empêcher que la plaie ne s'ouvre.

CHAPITRE V.

Hémorragie

PAR SUITE DE BLESSURES GRAVES.

Si le sang s'écoule de manière à compromettre les
jours du blessé, on devra en arrêter l'effusion en
comprimant le haut de l'artère qui est la cause de
l'hémorragie, à l'aide d'un petit tampon en gomme
élastique ou confectionné avec du linge de pansement.
A cet effet on cherchera à rencontrer l'artère en ap-
pliquant successivement le tampon sur plusieurs points,
et lorsqu'on aura réussi, on le fixera à l'aide de ban-
delettes de toile.

Si l'hémorragie se déclarait par la bouche, l'on
devrait se contenter de placer le malade dans une position horizontale, et de lui faire boire un verre
d'eau froide.

S'il s'agissait d'une hémorragie, l'on tamponnerait les narines avec de la charpie, le corps du blessé étant placé sur un plan horizontal.

En résumé, le meilleur moyen d'arrêter l'effusion du sang, c'est d'appliquer sur la plaie une compresse d'eau froide et la maintenir toujours mouillée sans la déplacer. Ce moyen est d'autant meilleur, que la coagulation du sang par l'eau froide, outre qu'elle arrête l'effusion, combat aussi l'irritation qui est la suite presque inévitable de toute blessure. Le perchlorure de fer liquide étendu d'eau a la propriété d'arrêter les hémorragies mieux que toute autre substance.

CHAPITRE VI.

Entorses, Luxations, Foulures.

Dans ces cas, il faut immédiatement plonger le membre blessé dans un bain d'eau froide, ou à son défaut suspendre au-dessus de la partie affectée un arrosoir rempli d'eau froide, de manière à ce que le filet d'eau qui s'en échappe, tombe perpendiculairement, d'une certaine hauteur, sur la partie malade. Éviter autant que possible que le malade ne change de position. On pourra lui faire prendre un verre d'eau sucrée avec l'eau de fleur d'oranger et quelques gouttes d'éther sulfurique. On n'essayera pas de ramener le membre dans sa position naturelle ; pour cela il faut attendre l'arrivée du médecin.

CHAPITRE VII.

Fractures des membres.

Qu'une fracture soit vraie ou supposée, on doit s'empresser de prodiguer les secours utiles. La meilleure manière de transporter le malade est, si on n'a pas à son service un brancard, d'employer une échelle ou une planche un peu large, sur laquelle on posera un matelas, de la paille ou du foin. Le blessé déposé ainsi avec précaution sur le brancard, ayant la tête un peu élevée, sera transporté immédiatement dans le lieu où les premiers secours doivent lui être donnés. On placera le malade sur un lit, on coupera ses vêtements pour ne lui imprimer aucune secousse violente ; et en attendant l'arrivée du médecin, on étendra le membre fracturé dans sa position naturelle, c'est-à-dire on le redressera s'il est tordu sur lui-même, et on recommandera au blessé de se tenir dans une immobilité parfaite.

Si le malade n'est pas maître de ses mouvements ou qu'il soit en état d'ivresse, après avoir appliqué préalablement un cataplasme de farine de lin sur la fracture, on maintiendra le membre en repos, en le serrant entre les deux oreillers avec des mouchoirs placés en cravate ou des bandes de linge. Dans le cas d'ivresse, on pourra donner au malade une infusion de thé léger ou de feuilles d'oranger, et lui faire respirer de l'ammoniaque liquide. De même pour calmer l'action nerveuse, on pourra lui faire boire un verre d'eau sucrée avec cinq ou six gouttes d'éther sulfurique.

Pour toutes les fractures en général, les lotions d'eau froide ou plutôt les douches données à l'aide d'un arrosoir, comme il est dit plus haut, sont d'un excellent effet.

Quand le malade est docile et maître de ses mouvements, on peut laisser le membre à découvert et agir comme nous venons de dire, afin de combattre l'irritation qui se produit toujours en pareil cas.

Pour les fractures de la clavicule, on mettra le bras en écharpe et on le fixera contre le corps à l'aide d'un mouchoir plié en cravate, et cela pour éviter tous mouvements de l'épaule. Lorsqu'il y a fracture d'une ou plusieurs côtes, ce qu'il n'est pas toujours facile de reconnaître, mais que l'on peut soupçonner, lorsqu'à la suite d'un coup ou d'une chute le malade éprouve une vive douleur au moindre mouvement ou qu'il crache du sang, qu'une ou plusieurs saillies ont lieu sous la peau.

Il faut placer des linges pliés en sept ou huit doubles sur les parties saillantes, et les y maintenir à l'aide de serviettes attachées autour du corps ; ensuite exiger du malade une immobilité et un silence complets.

CHAPITRE VIII.

De l'Ivresse.

L'ivresse peut déterminer de graves accidents et même la mort. Il est donc important de ne point abandonner à lui-même un homme ivre, surtout lorsque son état est assez violent pour qu'il ait perdu l'usage de la parole et toute faculté de sentir.

Pour dissiper l'ivresse, il suffit le plus souvent de faire respirer au malade un peu d'ammoniaque liquide, et de lui en faire boire huit à dix gouttes dans un verre d'eau en y ajoutant également quelques gouttes d'éther sulfurique pour calmer l'agitation nerveuse.

Si les mâchoires sont trop serrées et qu'elles s'opposent à l'introduction du liquide dans la bouche, il faut tenter de les ouvrir avec un petit levier en bois, en agissant cependant avec beaucoup de précaution. Si le malade tardait à reprendre connaissance, il faudrait lui entretenir des linges chauds sur le creux de l'estomac et attendre l'arrivée du médecin.

CHAPITRE IX.

Brûlures.

La brûlure présente de nombreuses différences suivant le siége, l'étendue ou le degré de maladie.

On établit trois degrés de brûlures :

La brûlure du premier degré, qui détermine une inflammation et une douleur peu vive. Il y a rougeur, tuméfaction légère de la partie brûlée.

Dans la brûlure de deuxième degré, il y a une vive irritation, un décollement de l'épiderme, la peau mise à nu présente de légères ulcérations.

Dans la brûlure au troisième degré, les chairs sont charbonnées et entièrement désorganisées.

Dans une même brûlure on peut remarquer les trois degrés que nous venons de déterminer.

Ces symptômes sont réunis ou diversement combinés.

Dans les brûlures au premier degré, il faut appliquer des compresses d'eau froide, mélangées de quelques gouttes d'extrait de Saturne, ayant soin de les remplacer successivement afin d'éviter qu'elles ne s'échauffent.

On pourra ensuite appliquer sur la brûlure, si elle n'est point entamée, un linge imbibé d'encre à écrire. Les pommes de terre et les carottes râpées et appliquées froides, calment la douleur mieux que toute autre substance.

Dans le second et le troisième degré, on continuera les lotions d'eau froide jusqu'à l'arrivée du médecin.

On pourra appliquer une ventouse à chaque bras; le malade sera mis à la diète; on pourra lui donner pour tisane une infusion de mauve ou de tilleul.

Dans ces deux derniers cas, la partie brûlée sera constamment enveloppée de linges que l'on arrosera d'eau très-froide, sans les changer.

Si les brûlures sont faites aux paupières, aux doigts, sous les aisselles, il faut éviter que les parties ne se joignent les unes aux autres, en les séparant par un linge mouillé.

CHAPITRE X.

Morsures et piqûres venimeuses.

Quand une personne a été mordue par un animal quelconque enragé ou supposé tel, il est important de cautériser et panser la plaie sans délai. Les parties des vêtements imprégnées de bave doivent être rincées au chlorure ou à la potasse.

Après avoir fait sortir de la plaie tout le sang et toute la bave à force de la presser en tous sens, et après avoir lavée cette plaie avec de l'ammoniaque liquide délayée dans beaucoup d'eau, on passera à l'application d'une ventouse sèche; ensuite on cautérisera profondément ou avec du nitrate d'argent fondu, ou avec de l'ammoniaque pure, ou avec du beurre d'antimoine.

On administrera au malade une infusion de tilleul et de feuilles d'oranger, additionnée de quelques gouttes d'ammoniaque.

On agira de la même manière pour les morsures de vipères, ainsi que pour les piqûres d'insectes venimeux, scorpions, guêpes, tarentules, bourdons, araignées ou frelons, surtout s'ils ont sucé des plantes vénéneuses ou des cadavres d'animaux déjà putréfiés. Il faut autant que possible enlever l'aiguillon qui peut être implanté dans la plaie.

Dans toutes ces piqûres d'insectes, à défaut d'ammoniaque liquide, on pourra employer le jus d'oignon.

CHAPITRE XI.

Empoisonnement par les champignons.

On doit employer un vomitif tel que l'émétique à la dose de 3 grains, l'associer au sulfate de soude à la dose de 16 grammes le tout dissous dans 100 gr.

d'eau. On fera boire cette solution par verrées plus ou moins rapprochées, en augmentant les doses, jusqu'à ce que le malade ait des évacuations. Dans les premiers instants, le vomissement suffit quelquefois pour entraîner tous les champignons et faire cesser les accidents.

Si les accidents ne sont survenus que plusieurs heures après le repas, on doit présumer qu'une partie des champignons vénéneux a passé dans l'intestin, et alors on emploiera une mixture faite avec l'huile de ricin et le sirop de fleur de pêcher, 64 grammes, additionnée de quelques gouttes de la liqueur d'Hoffmann, et que l'on fera prendre par cuillerée à bouche toutes les demi-heures.

Après ces évacuations, qui sont d'une nécessité indispensable, il faut pour remédier aux douleurs, à l'irritation produite par le poison, avoir recours à l'usage des mucilagineux, des adoucissants que l'on associe aux fortifiants. Ainsi on donnera au malade de l'eau de riz gommée ou une infusion légère de mauve coupée avec le lait.

On emploiera aussi avec avantage les émulsions, les potions huileuses avec quatre ou cinq gouttes d'éther sulfurique, les fomentations émollientes, quelquefois même les bains.

CHAPITRE XII.

Choléra.

Cette maladie n'est point contagieuse, elle n'est qu'épidémique ; circonstance qui permet de prodiguer les soins nécessaires aux personnes qui en sont atteintes, sans qu'il y ait à craindre de s'exposer à un danger dans l'accomplissement d'un devoir. Il n'y a pas de maladie qui exige des secours plus immédiats que le choléra; secours qui, dans un grand nombre de cas, ne peuvent être donnés que par les parents ou les voisins du malade.

Le choléra n'attaque presque jamais à l'impromptu. Son apparition est toujours précédée par quelques malaises, qu'il est nécessaire de connaître pour pouvoir les traiter. Pendant tout le temps de l'épidémie cholérique il est indispensable de s'étudier pour ainsi dire continuellement, afin d'être toujours sur le qui-vive pour ne pas être surpris. C'est un fait constant que portant remède aux indispositions qui précèdent l'éclosion du choléra, on parvient à l'éviter. Il est donc de toute importance de bien être renseigné sur la nature des signes précurseurs.

On ressent d'ordinaire un malaise au cerveau qu'on ne peut expliquer, une agitation qui empêche de dormir, sans cependant qu'il y ait douleur proprement dite. La peau de la tête est plus chaude que de coutume; on éprouve des vapeurs et on a un sentiment de tristesse. Contemporanément on ressent aussi des borborygmes, de l'inappétence; la digestion se fait difficilement, il y a une sensation de pesanteur sur l'estomac, très-souvent diarrhée, lassitude des membres, frissons, et une sensation de crainte indéfinissable. Lorsqu'on est en proie à ces souffrances et que la langue est blanche, qu'il y a les signes d'une indigestion, que les selles sont plus fréquentes, il faudra prendre immédiatement un vomitif avec le tartre stibié ou l'ipécacuanha. Si au contraire il y à lieu de croire que les intestins sont indisposés, et non l'estomac, un purgatif sera préférable, aidé par quelques lavements d'eau de mauve et de sel de cuisine. Les fonctions intestinales ou de l'estomac une fois rétablies, on fera usage du vin de quinquina, ou de quelques prises de sulfate de quinine. Les bains chauds seront utiles, et à défaut les frictions opérées avec un morceau de flanelle sur toute la surface du corps. Il est très-rare que le choléra, pris à temps et traité par les moyens indiqués, se déclare.

Lorsque cependant on a négligé cette première période, et que la maladie s'est déclarée, d'autres symptômes apparaissent, qu'il est nécessaire de reconnaître immédiatement. Les voici : Impuissance à se tenir debout, selles fréquentes par le haut et par le bas, coliques très-douloureuses, vertige, abaissement de température. Un peu après, aggravation de tous ces symptômes et apparition des crampes et de la couleur bleuâtre de la peau, qui constituent le degré le plus élevé d'intensité cholérique. Ces périodes se parcourent très-vite, comme d'autres fois elles durent un peu plus, ce qui conduit à la mort, ou laisse quelque espoir.

En attendant l'arrivée du médecin, il sera indispensable d'administrer immédiatement un vomitif, des lavements, des applications de compresses continuellement trempées d'eau plus que chaude sur toute la surface de la peau, des frictions avec des substances spiritueuses. Dans ces entrefaites il sera convenable d'administrer intérieurement une potion composée d'eau de menthe, de mélisse et d'acétate d'ammoniaque. Avec ces moyens appliqués à temps on parvient à mitiger tous les cas de choléra qui, par leur gravité, ne sont pas au-dessus des ressources de l'art.

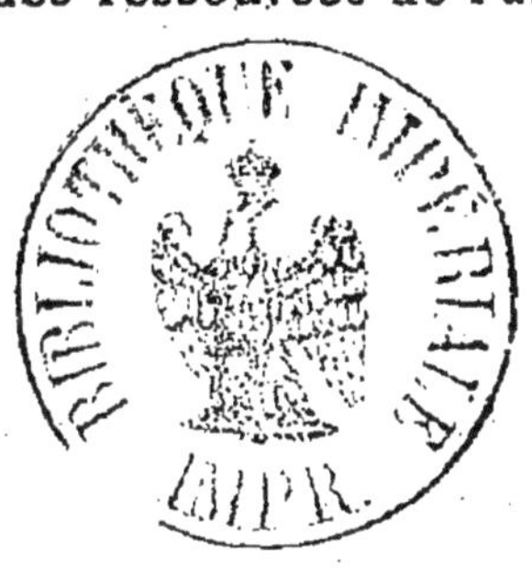

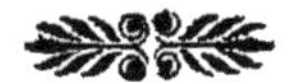

LISTE DES OBJETS

GARNISSANT LES BOITES DE SECOURS

AINSI QUE

LES PHARMACIES PORTATIVES.

Eau-de-vie camphrée,
Teinture d'arnica.
Eau sédative.
Esprit-de-vin.
Ammoniaque.
Laudanum liquide,
Éther sulfurique.
Eau des Carmes.
Vinaigre radical.
Extrait de Saturne.
Baume du Commandeur,
Baume tranquille.
Cérat simple.
Pierre infernale.
Beurre d'antimoine,
Sulfate de quinine.
Émétique.
Ipécacuanha,
Calomélas.
Essence de girofle,
Mouches d'opium.
Vinaigre des Quatre-Voleurs.

Moutarde.
Farine de lin.
Elixir de longue-vie.
Elixir de Garus.
Sparadrap.
Taffetas d'Angleterre.
Fleurs d'arnica.
Fleurs de tilleul.
Thé de Chine.
Réchaud à esprit-de-vin.
Bandes.
Charpie,
Linge.
Ventouse,
Amadou.
Soufflet,
Seringue,
Chemise en laine.
Lancette,
Brosse à frictions.
Un tampon.
Thériaque.

TABLE

DES ACCIDENTS.

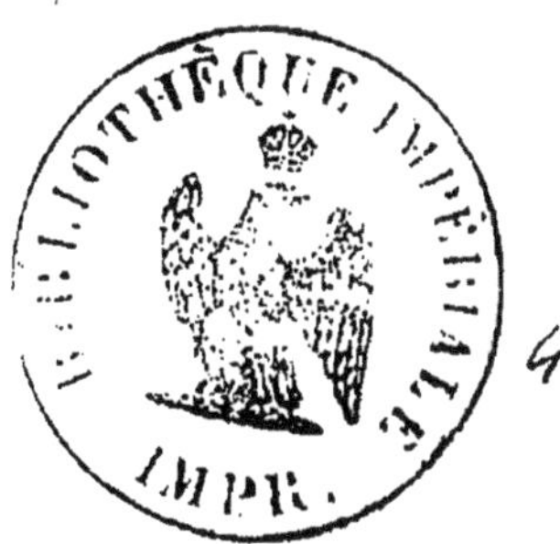

9 782019 245702